BEI GRIN MACHT SICH IHR
WISSEN BEZAHLT

AF167045

- Wir veröffentlichen Ihre Hausarbeit,
  Bachelor- und Masterarbeit

- Ihr eigenes eBook und Buch -
  weltweit in allen wichtigen Shops

- Verdienen Sie an jedem Verkauf

Jetzt bei www.GRIN.com hochladen
und kostenlos publizieren

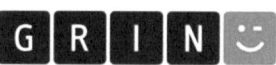

Chronisches Erkrankungsbild einer Anorexia Nervosa. Fallstudie einer 17-jährigen Patientin

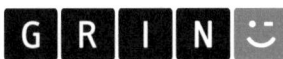

Bibliografische Information der Deutschen Nationalbibliothek:

Die Deutsche Nationalbibliothek verzeichnet diese Publikation in der Deutschen Nationalbibliografie; detaillierte bibliografische Daten sind im Internet über http://dnb.d-nb.de abrufbar.

ISBN: 9783346819222
Dieses Buch ist auch als E-Book erhältlich.

Druck und Bindung: Books on Demand GmbH, Norderstedt Germany
Gedruckt auf säurefreiem Papier aus verantwortungsvollen Quellen

Das vorliegende Werk wurde sorgfältig erarbeitet. Dennoch übernehmen Autoren und Verlag für die Richtigkeit von Angaben, Hinweisen, Links und Ratschlägen sowie eventuelle Druckfehler keine Haftung.

Das Buch bei GRIN: https://www.grin.com/document/1326501

FOM Hochschule für Ökonomie & Management Essen

Standort München

Berufsbegleitender Studiengang zum

Bachelor of Arts

7. Semester

Seminararbeit in Case Management im Gesundheits- & Sozialwesen

über das Thema

Chronisches Erkrankungsbild einer Anorexia nervosa bei einer 17jährigen Patientin, ausgeprägtes Bulimie Verhalten, wiederholte Äußerungen in Bezug auf Suizid

Abgabedatum: 08.06.2019

Inhaltsverzeichnis

Literaturverzeichnis

1. Einleitung

- Vorstellung der Patientin Anna Müller in der Psychosomatischen Fachklinik für Essstörungen Rosengarten -

Die 17-jährige Schülerin Anna Müller wird am Montagmorgen, dem 04.02.2019 um 8:30 Uhr akutstationär in der Psychosomatischen Fachklinik für Essstörungen Rosengarten aufgenommen. Anna kam mit einer Überweisung von ihrem Hausarzt Herrn Dr. Brunner mit der Diagnose F50.0 Anorexia Nervosa. Anorexia Nervosa, besser bekannt unter Magersucht, ist eine Form der Essstörung.[1] Bei der Magersucht liegt eine schwere Störung des Essverhaltens vor. Die Betroffenen streben danach extrem dünn zu sein und haben Angst davor zuzunehmen. Die selbst herbeigeführte Gewichtsabnahme kann so weit gehen, das akute Lebensgefahr besteht.[2] Herrn Dr. Brunner suchte Anna auf drängeln ihrer Eltern hin auf, nachdem sie in den letzten 10 Monaten über 18 kg abgenommen hatte und Nahrung in Gesellschaft weitestgehend verweigert. Das junge Mädchen ist 1,61 m groß und wiegt nur noch 39 kg. Die 17-jährige Patientin befindet sich aktuell in der 12. Klasse des Gymnasiums und steht kurz vor den Abiturprüfungen. Die ehrgeizige, schüchterne Schülerin hat einen guten Schnitt, leidet jedoch unter großen Versagensängsten. Anna selbst, sowie ihre Eltern, setzen all ihre Hoffnungen in die Therapie der Fachklinik.

2. Stellung der Diagnose

Anna Müller wurde von ihrem Hausarzt Herrn Dr. Brunner mit der Aufnahmediagnose F50.0 Anorexia Nervosa in die Psychosomatische Fachklinik für Essstörungen Rosengarten überwiesen. Hier tritt sie eine verhaltensorientierte stationäre Behandlung an. Der Zustand in dem sich das Mädchen befindet ist akut. Die Krankheit, unter der Anna leidet, nennt sich Anorexia Nervosa und ist eine Form der Essstörung. F50.0 lautet der offizielle ICD-10-Code für Anorexia Nervosa in Deutschland. Für die Kodierung in der Abrechnung mit der Krankenkasse müssen bestimmte Diagnosekriterien erfüllt sein.[3] Zu den Diagnosekriterien zählen folgende: das tatsächliche Körpergewicht liegt mindestens 15 Prozent unter dem zu erwartenden Gewicht für Geschlecht, Größe und Alter; der Gewichtsverlust ist selbstinduziert durch die Vermeidung von kalorienreicher Nahrung

---

[1] Vgl. https://www.bzga-essstoerungen.de/was-sind-essstoerungen/arten/magersucht/?L=0 [Zugriff 19.05.2019]

[2] Vgl. https://www.tk.de/techniker/gesundheit-und-medizin/behandlungen-und-medizin/psychische-erkrankungen/was-ist-magersucht-2016426 [Zugriff 06.06.2019]

[3] Vgl. http://www.icd-code.de/icd/code/F50.0.html [Zugriff 07.06.2019]

oder selbstinduziertem Erbrechen oder selbstinduziertem Abführen oder übertriebener körperlicher Aktivität und das Vorliegen einer Körperschemastörung.[4] Das Hauptunterscheidungsmerkmal zur Bulimia Nervosa, auch Ess-Brech-Sucht genannt, liegt im Körpergewicht.[5] Charakteristisch für Annas Erkrankung Anorexia Nervosa ist das anhaltende Untergewicht, wie es auch bei Anna der Fall ist. Betroffene haben panische Angst davor zuzunehmen und „dick" zu sein. Oft empfinden sie selbst sich als unförmig und dick, obwohl sie bereits stark untergewichtig sind.[6] Meistens sind junge Frauen und heranwachsende Mädchen betroffen. Annas Body-Mass-Index beträgt bei ihrer Krankenhausaufnahme nur noch 15. Der sogenannte Body-Mass-Index wird mit BMI abgekürzt und ist der Quotient aus Gewicht und Körpergröße zum Quadrat (kg/m²).[7] Zum Vergleich: Der BMI-Normalbereich liegt bei Mädchen in Annas Alter zwischen 19 und 21.[8] Magersüchtige erreichen ihr Wunschgewicht in erster Linie durch hungern. Zusätzlich treiben sie oft noch exzessiv Sport, erbrechen sich oder missbrauchen Abführmittel um ihr Gewicht weiter zu reduzieren. Betroffene meiden energiereiche Lebensmittel mit viel Fett und Kohlenhydraten. Ihre tägliche Kalorienzufuhr liegt weit unter ihrem körperlichen Bedarf. Diese Beschränkung der Kalorien kann zu schweren Mangelzuständen führen und negative körperliche und psychische Folgen nach sich ziehen.[9]

3. Assessement der Patientin

Zu allererst fand ein Aufnahmegespräch mit Psychotherapeutin Frau Dr. Gießeisen und Case Managerin Frau Tscherwinski, sowie ein Gesundheitscheck durch Allgemeinarzt Herr Dr. Orehounig mit wiegen, Ultraschall und Blutabnahme statt. Die Diagnose F50.0 Anorexia Nervosa wird aus dem Ergebnis verschiedener spezifischer Untersuchungen gestellt. Zuallererst ist da natürlich die körperliche Untersuchung, welche viele der Symptome offenbart. Es folgen klinische Untersuchungen durch Herrn Dr. Orehounig wie ein Elektrokardiogramm und Laboruntersuchungen des Blutes. Auch wichtig ist die Erstellung eines Psychopathologischen Befundes im Rahmen der Anamneseerhebung, in

---

[4] Vgl. Gerlinghoff, M./Backmund, H., Ess-Störungen – Fachwissen, Krankheitserleben, Ess-Programme, 2006, S. 11

[5] Vgl. Urban, A., Psychotherapie für Dummies, 2011, S. 111

[6] Vgl. https://www.bzga-essstoerungen.de/was-sind-essstoerungen/arten/magersucht/?L=0 [Zugriff 19.05.2019]

[7] Vgl. https://www.adipositas-gesellschaft.de/index.php?id=39 [Zugriff 06.06.2019]

[8] Vgl. Urban, A., Psychotherapie für Dummies, 2011, S. 117

[9] Vgl. https://www.tk.de/techniker/gesundheit-und-medizin/behandlungen-und-medizin/psychische-erkrankungen/was-ist-magersucht-2016426 [Zugriff 06.06.2019]

der die Patienten und Patientinnen sich und ihre Erkrankung selbst einschätzen müssen. Dies ist in der Psychosomatischen Fachklinik für Essstörungen Rosengarten Teil des Aufnahmegespräches. Die Erkrankung Magersucht ist mit einer spezifischen Psychopathologie verbunden. Die Angst vor einem dicken Körper und einer schlaffen Körperform ist tief im Kopf verankert. Die Betroffenen wählen bewusst eine sehr niedrige Gewichtsschwelle für sich selbst.[10]

Zu Annas Person lässt sich sagen, dass Anna ein schüchternes, eher ruhiges, sehr perfektionistisches Mädchen ist. Das blonde Mädchen trägt zum Aufnahmegespräch eine schwarze Jeans, eine schwarze lockersitzende Bluse, eine dunkle Strickjacke, weiße Sneakers und ist leicht geschminkt. Sie wirkt eher unscheinbar. Ihre Nägel sind in einem Beigeton lackiert. Optisch wirkt sie sehr gepflegt und eher jünger als ihr biologisches Alter. Sie ist bewusstseinsklar und freundlich, ihre Augen aber schauen traurig. Anna lebt bei ihren in Vollzeit berufstätigen Eltern zusammen mit ihrem jüngeren 12-Jahre-alten Bruder Ben. Aufgewachsen und wohnhaft ist sie im Haus ihrer Eltern, gemeinsam mit Bruder und Großeltern väterlicherseits in einer bayrischen Kleinstadt. Sie kommt aus einem gut situierten Elternhaus und ist römisch-katholischer Konfession. Sie gibt an gläubig zu sein und täglich zu beten. Die Eltern sind beide Akademiker. Annas Mutter Eva arbeitet bei einer großen Bank, der Vater Bernd ist selbstständig mit dem Verkauf von Softwareprogrammen. Die Eltern befinden sich in den Vierzigern. Beide sind beruflich viel unterwegs und Anna und ihr Bruder verbringen viel Zeit bei ihren Großeltern väterlicherseits. Die Großeltern mütterlicherseits sind verstorben, als Anna noch ein Kleinkind war. Mit ihrem kleinen Bruder Ben verbindet Anna ein sehr enges Band, sie verbringen viel Zeit miteinander. Auch ihre Großeltern schätzt sie sehr. Anna beschreibt das Familienleben insgesamt als sehr harmonisch und ihre Kindheit als sehr schön. Ihre Eltern seien liebevoll, jedoch leistungsorientiert. Sie wollen das Anna einen guten Abschluss am Gymnasium macht und danach studieren geht. Damit setzten sie Anna oft unbewusst unter Druck. Anna hat noch keine Zukunftsvorstellungen, weswegen sie oft Ängste schürt. Aktuell verspürt sie die Angst, für immer krank zu bleiben und Probleme mit dem essen zu haben. So ein Leben erscheine ihr nicht lebenswert. Sie fühle sich nicht normal und schäme sich. Annas Familie hatte angekündigt sie während des stationären Aufenthaltes regelmäßig an den Wochenenden zu besuchen. Anna geht gerne zur Schule und schreibt gute Noten. Ihr größtes Hobby ist das singen, sie ist Mitglied im Schulchor. Anna hat einige enge Schulfreundinnen, jedoch hat sie sich in den letzten Wochen zunehmend isoliert und Treffen immer häufiger abgesagt, aus Angst etwas essen zu

---

[10] Vgl. http://www.schoen-kliniken.de/ptp/medizin/psyche/essstoerung/magersucht/therapie/ [Zugriff 07.06.2019]

müssen bzw. in Versuchung zu geraten. Parallel dazu litt sie auch vermehrt an Konzentrationsproblemen, was sich negativ auf ihre letzten beiden Klausuren auswirkte. Die Schule und das bevorstehende Abitur empfindet Anna als sehr wichtig, weil es über ihre Zukunft entscheide. Es erfreue sie, wenn sie gute Noten schreibe und so Leistung erbringe. Sie lernt sehr viel und nimmt jede Klausur ernst. Die beiden letzten eher durchschnittlich abgeschlossenes Klausuren (Note 3) haben Anna zum weinen gebracht und sie habe sich als Versagerin gefühlt. Im Aufnahmegespräch wird bewusst, dass Anna ihren Selbstwert abhängig von erbrachten Leistungen macht.

Die junge Patientin ist bei ihrer Aufnahme körperlich stark geschwächt. Im Aufnahmegespräch äußerst sich eine ausgeprägte Körperschemastörung und große Angst vor einer Gewichtszunahme. Dies sind ganz typische Symptome einer Magersucht.[11] Zudem berichtet Anna über Schlaflosigkeit. Nikotin-, Alkohol- und Drogenmissbrauch wird von der Patientin verneint. Anna geht nicht gerne auf Partys, sie ziehe gemütliche Abende mit ihren Freundinnen vor. Bei Anna liegen keine bekannten Allergien vor. Annas Menstruation ist laut eigenen Angaben seit 3 Monaten ausgeblieben, hierbei handelt es sich um eine Begleiterscheinung der Magersucht.[12] Es liegen keine weiteren körperlichen Beschwerden vor, was auch in unserem ersten Gesundheitscheck bestätigt werden kann.

Zu der Frage wie Anna in die Magersucht hineingeraten ist berichtet die Patientin, dass sie ursprünglich nur ein paar Kilos abnehmen wollte. Anna fühlte sich unwohl und empfand sich am Bauch und an den Oberschenkeln als zu dick. Sie und ihre Schulfreundinnen wollten gemeinsam ein wenig abnehmen und suchten sich im Internet eine harmlos wirkende Low-Carb-Diät aus. Bei Low-Carb-Diäten wird versucht Kohlenhydrate größtenteils vom Ernährungsplan zu streichen.[13] Euphorisch dank den ersten Erfolgen in Form von verlorenen Kilos kürzte Anna ihren Diätplan aber immer weiter und trieb zusätzlich immer mehr Sport in Form von laufen gehen und schwimmen – am Schluss täglich morgens eine Runde laufen und abends bis zu zwei Stunden schwimmen im städtischen Schwimmbad. Danach lernte sie trotzdem immer noch fleißig für die Schule. Aufgrund ihrer bestehenden Schlaflosigkeit konnte sie die Nacht zum lernen nutzen. Annas Freundinnen hatten die Diät allesamt schnell wieder abgebrochen nach nur wenigen Tagen. Anna war stolz auf ihre Disziplin, für die sie von ihren Freundinnen

---

[11] Vgl. Herpertz, Stephan, De Zwaan, Martina, Zipfel, Stephan, Handbuch Essstörungen und Adipositas, 2008, S. 82

[12] Vgl. https://www.frauenaerzte-im-netz.de/aktuelles/meldung/magersucht-ausbleiben-der-regelblutung-kann-dauerhaft-verbleiben/ [Zugriff 21.05.2019]
[13] Vgl. https://www.brain-effect.com/magazin/low-carb-diaet [Zugriff 05.06.2019]

anfangs bewundert wurde, den sie hielt immer weiter durch. Schlussendlich wurde das abnehmen bei Anna zum Zwang und auch ihre Freundinnen schlugen Alarm. Aber das tut Anna als Neid ab. Jedes Gramm weniger auf der Waage verschaffe ihr eine Art Erfolgserlebnis – wie gute Noten in der Schule - und lässt sie kurz Freude spüren. Doch sobald sie von der Waage runtersteigt, fangen die Probleme an. Alles dreht sich nur noch ums Essen und darum möglichst wenige Kalorien aufzunehmen und möglichst viele Kalorien wieder zu verbrauchen. Die Essstörung bestimme Annas Alltag. Sie erlaubt sich nur noch wenige ausgewählte Nahrungsmittel, die letzten Wochen vor der stationären Aufnahme lebte sie größtenteils von Nüssen und Äpfeln. Diese nimmt sie meistens am späten Abend alleine in ihrem Zimmer zu sich, wenn sie alleine ist und keiner sie sehen kann. Essen in Gesellschaft möchte Anna nicht, da sie sich sonst beobachtet vorkommt. Das führt zu Spannungen innerhalb der Familie, da Anna sich den Ritualen der gemeinsamen Nahrungsaufnahme so entzieht. Annas kleiner Bruder Ben weine dann oft, und äußere er habe Angst das Anna verhungern könnte. Das bricht Anna zwar beinahe das Herz, aber sie kann sich trotzdem nicht überwinden am Familientisch zu essen. Sie bekomme einfach nichts runter. Immer öfter kommt es jedoch aufgrund des starken Hungers zu unkontrollierbaren Fressanfällen, nach denen sie sich wieder erbricht, zuletzt beinahe täglich. Während dieser Fressanfälle verschlingt sie alles, was sie sich sonst verbietet: Pizza, Burger, Fertigmahlzeiten, Süßigkeiten, bis hin zu ganzen Torten – alles was die Küche der Familie hergibt. Auch das wieder alleine und heimlich. Wenn Betroffene ein unkontrolliertes Verlangen nach Essen haben und anschließend gewichtsreduzierende Maßnahmen durchführen, wie z. B. bei Anna das selbstinduzierte erbrechen, spricht man von Bulimia Nervosa, der sogenannten Ess-Brech-Sucht.[14] Anna erkennt das sie ein Problem hat und leidet sehr stark darunter. Anna äußerte zudem Suizidgedanken, da sie Angst hat für immer mit der Essstörung leben zu müssen. So ein Leben erscheine ihr nicht lebenswert und als zu große Anstrengung. Sie empfindet sich selbst als schwach, da sie es nicht schaffe die Krankheit loszulassen und äußert die Aussage, dass sie als schwacher Mensch es nicht verdiene zu leben. Das junge Mädchen fühlt sich ausgelaugt und ist am Ende ihrer Kräfte. Sie kann aktuell nicht einmal mehr genug Kraft für ihr Hobby singen aufwenden. Anna ist einerseits dankbar, dass ihre Eltern eingegriffen haben und sie zu ihrem Hausarzt gebracht haben und ihr so Verantwortung abgenommen haben. Andererseits hat sie aber weiterhin wahnsinnige Angst an Masse zuzunehmen. Sie hat Angst vor der Nahrungsaufnahme, denn sie weiß, dass sie gelegentlich nicht mehr

---

[14] Vgl. https://www.anad.de/essstoerungen/bulimie-bulimia-nervosa/?gclid=EAlaIQobChMl4b6Y7ZTG4QIVhxbTCh3B-wnTEAAYASAAEgLfX_D_BwE [Zugriff 21.05.2019]

aufhören kann und das dann in Fressanfällen ausartet. Vor dem selbstinduzierten erbrechen ekelt sie sich sehr. Anna leidet unter einer starken depressiven Verstimmung mit suizidalen Gedanken. Die junge Patientin zeigt sich aufgeschlossen und kooperativ was die Therapie betrifft.

Für Anna haben wir folgende Diagnosen gestellt:

F50.0 Anorexia Nervosa[15]

F50.2 Bulimia Nervosa[16]

F32.2 Schwere depressive Episode ohne psychotische Symptome[17]

R45.8 Sonstige Symptome, die die Stimmung betreffen[18]

4. Assessement der Klinik

Die Psychosomatische Fachklinik für Essstörungen Rosengarten befindet sich im ländlichen Oberbayern und ist ein nach § 108 SGB V zugelassenes Krankenhaus und darf mit gesetzlichen Krankenkassen via PEPP abrechnen.[19] PEPP ist das Pauschalierende Entgeltsystem für den Bereich Psychiatrie und Psychosomatik.[20] Anna ist gesetzlich krankenversichert über die Familienversicherung bei ihrer Mutter. Der Regelaufenthalt in der Psychosomatischen Fachklinik für Essstörungen Rosengarten beträgt 6 Wochen. Eine Verlängerung über die 6 Wochen hinaus, kann bei Bedarf von der Klinik bei der Krankenkasse der Patientin beantragt werden. Aus Sicht der Wirtschaftlichkeit, muss die Behandlung so kompakt wie möglich erfolgen um spätere Rechtfertigungen vor der Krankenkasse aufgrund einer langen Verweildauer zu vermeiden.

Kurzfristig wird eine Therapie stattfinden, die sich vor allen Dingen auf Annas Suizidalität bezieht. Von Suizidalität spricht man, wenn ein Mensch den eigenen Tod anstrebt oder diesen als mögliches Ergebnis einer Handlung in Kauf nimmt.[21] Langfristig gesehen, soll der Auslöser der Essstörung identifiziert werden und passende Copingstrategien für Anna entwickelt werden. Copingstrategien sind Bewältigungsstrategien um als schwierig

[15] Vgl. http://www.icd-code.de/icd/code/F50.0.html [Zugriff 07.06.2019]
[16] Vgl. http://www.icd-code.de/icd/code/F50.0.html [Zugriff 07.06.2019]
[17] Vgl. http://www.icd-code.de/suche/icd/code/F32.-.html?sp=Sf32.2 [Zugriff 07.06.2019]
[18] Vgl. http://www.icd-code.de/suche/icd/code/R45.-.html?sp=Sr45.8 [Zugriff 07.06.2019]
[19] Vgl. https://dejure.org/gesetze/SGB_V/108.html [Zugriff 19.05.2019]
[20] Vgl. https://www.gkv-spitzenverband.de/krankenversicherung/krankenhaeuser/psychiatrie/pepp_entgeltsystem_2019/pepp_2019.jsp [Zugriff 19.05.2019]
[21] Vgl. https://www.psychenet.de/de/psychische-gesundheit/themen/suizidalitaet.html [Zugriff 03.06.2019]

empfundene Ereignisse zu überwinden.[22] Mit diesen individuellen Strategien zur Bewältigung soll ein längerer Krankheitsverlauf der Essstörung vermieden werden. Essstörungen wie die Magersucht können, wenn sie nicht früh genug erkannt und behandelt werden, sogar bis zum Tod führen. Je schneller die Patienten und Patientinnen professionelle Hilfe bekommen, desto höher ist die Chance auf Heilung.[23]

5. Zielformulierung und Versorgungsplan

Kurzfristiges Ziel wird die Bekämpfung Annas Suizidgedanken sein. Psychotherapeutin Frau Dr. Gießeisen wird eine intensive, stabile, haltgebende Beziehung zu Anna aufbauen und steht Anna mit Rat und Tat zur Seite. Sollte es nachts zu einer Krisensituation kommen, kann Anna jederzeit einen Notfallknopf in ihrem Zimmer betätigen und die diensthabende Schwester bzw. der diensthabende Pfleger eilen zur Hilfe. Anna soll in den vielen Gesprächen die für sie geplant sind aufgezeigt werden, dass die Chance auf Heilung besteht und es nicht aussichtslos ist. Ziel ist es, Anna zu zeigen wie lebenswert ihr Leben ist. Die Gespräche sind ressourcenorientiert Patientenindividuell. Langfristiges Ziel ist es Anna ein Leben ohne Essstörung aufzuzeigen und zu ermöglichen. Es soll Annas Ess-Problematik in den Griff bekommen und die Gründe dafür erforscht werden. Die Case Managerin Frau Tscherwinski ist telefonisch für Anna zu erreichen. Feste Treffen finden immer montags 9 Uhr nach dem Gesundheitscheck statt. Mit der Case Managerin wird immer die Planung für die laufende Woche besprochen und gegebenenfalls Anpassungen vorgenommen. Anna wird jeden Morgen vor dem Frühstück um 6:30 Uhr vom Allgemeinarzt Herr Dr. Orehounig gewogen und jeden Donnerstag findet ein allgemeiner Gesundheitscheck statt. Da schummeln beim wiegen unter Essgestörten sehr verbreitet ist, findet das wiegen immer auf nüchternen Magen und in Unterbekleidung statt. Das Gewicht wird täglich in eine Gewichtskurve eingezeichnet.

Für Anna sind zweimal pro Woche, immer dienstags und donnerstags, Einzeltherapiestunden mit Psychotherapeutin Frau Dr. Gießeisen geplant, sowie ebenfalls zweimal pro Woche Gruppentherapiestunden mit anderen essgestörten Mädchen in ihrem Alter. Diese Gruppe beinhaltet 7 bis 10 Mädchen und bleibt über die Dauer von mindestens 6 Wochen bestehen. Wenn ein Gruppenmitglied ausscheidet, kann eine neu aufgenommene Patientin hinzukommen. Dies hat den Vorteil, dass in der Gruppe stets

---

[22] Vgl.
https://dgbs.de/fileadmin/user_upload/PDFs/Jahrestagung_2017/Abstracts_2017/A_Kahlert_Stress_Bewaeltigung strategien.pdf [Zugriff 03.06.2019]
[23] Vgl. https://www.substanzmagazin.de/magersucht-hirnforscher-entwickeln-neue-therapie/ [Zugriff 06.06.2019]

Mitglieder mit einer längeren Gruppenerfahrung dabei sind. Hiervon können alle profitieren. Die Gruppentherapiestunden finden an den Tagen Montag und Mittwoch statt. Ziel ist es vor allen Dingen herauszufinden, weshalb Anna an einer Essstörung erkrankt ist um das eigentliche Problem im Ursprung zu erkennen. Zwischen den Mädchen soll eine vertraute Atmosphäre entstehen, in der sie sich öffnen können. Zusätzlich wird Anna mit Frau Dr. Gießeisen besagte Copingstrategien entwickeln und Anna so die Erfahrung geschenkt, dass man Probleme auch anders bewältigen kann, als über die Kompensation mit einer Essstörung. Es findet zudem eine Ernährungsberatung täglich Montag bis Samstag um 11 Uhr in der Lehrküche des Hauses statt, wo die Patienten und Patientinnen wieder lernen, was normale gesunde Portionen sind und wie man diese zubereitet. Die Mahlzeiten, bestehend aus Frühstück, Mittagessen, Abendessen und zwei Snacks sind vorgegeben und werden unter Aufsicht in der Gruppe zu sich genommen. Das Mittagessen wird von den Gruppen mit den Ernährungsberaterinnen des Hauses gemeinsam frisch zubereitet in Verbindung mit einer Nährwertlehre. Den Patienten und Patientinnen soll die Angst vor den Lebensmitteln wieder genommen werden und aufgezeigt werden, dass Vitamine und Nährstoffe für den Körper von großer Notwendigkeit sind. Für Freitag steht für Anna Achtsamkeitstraining – wieder in der Gruppe - auf dem Programm. Die Achtsamkeitspraxis kommt aus der buddhistischen Lehre. Sie basiert auf bestimmten geistigen Qualitäten. Ziel ist es, die jungen Mädchen so von innen heraus zu stärken und ihnen zu vermitteln, wie sie auf ihre inneren Ressourcen zugreifen können.[24] Das Achtsamkeitstraining wird von Psychotherapeutin Frau Dr. Ulrich durchgeführt. Anna darf zudem an der Kunst-, Musik-, oder Tanztherapie teilnehmen. Die Teilnahme in diesen Gruppentherapien basiert auf Freiwilligkeit.

Alle Patienten und Patientinnen, so auch Anna, müssen bei Aufnahme einen sogenannten Gewichtsvertrag unterschreiben, in dem sie sich verpflichten wöchentlich 500 Gramm zuzunehmen. Damit verpflichteten sie sich dazu das zu essen was auf dem Plan steht, um das Ziel von 500 Gramm Gewichtszunahme pro Woche zu erreichen. Sollten sie das nicht schaffen müssen sie zu jeder Hauptmahlzeit ein Fläschchen Fresubin zu sich nehmen. Fresubin ist eine hochkalorische, eiweißreiche Trinknahrung und nicht gerade für seinen guten Geschmack bekannt. Fresubin hat 400 Kalorien auf 125 Milliliter.[25] Mit diesem Vertrag geben die Mädchen ihre Verantwortung an die Klinik ab, ein wichtiger Schritt für viele essgestörte Patienten. So tragen sie selbst nicht die Verantwortung, wenn sie mehr essen, als sie sich für gewöhnlich erlauben. Das soll das für Essgestörte oft typische

---

[24] Vgl. https://dfme-achtsamkeit.de/was-ist-achtsamkeit-wirkung/ [Zugriff 05.06.2019]
[25] Vgl. https://www.fresenius-kabi.com/de/ernaehrung/fresubin-3-2-kcal-drink [Zugriff 06.06.2019]

schlechte Gewissen nach dem Essen erträglicher machen. Nach dem Mittagessen besteht zudem für zwei Stunden Stubenarrest. Das soll den für Magersüchtige typischen Bewegungsdrang verhindern.

Anna befindet sich mit einer weiteren Patientin gleichen Alters in einem Zweibettzimmer. Die beiden Mädchen wurden am selben Tag aufgenommen. Die Patienten und Patientinnen haben einen großen Aufenthaltsraum, der mit einer Bibliothek, einem Fernseher und zahlreicher gemütlicher Sitzmöglichkeiten ausgestattet ist. Die Klinik verfügt zudem über einen großen, gepflegten Park mit Rosengarten, in dem die Patienten und Patientinnen Kraft an der frischen Luft tanken können.

Involviert in Anna Müllers Behandlung sind unsere drei Psychotherapeutinnen Frau Dr. Gießeisen, Frau Dr. Ulrich und Herr Dr. Schögel – für Anna insbesondere Frau Dr. Gießeisen -, unser Allgemeinarzt Herr Dr. Orehounig (für das morgendliche wiegen und einen wöchentlichen Gesundheitscheck), die Ernährungsberaterinnen Frau Pfeiffer und Frau Schmidt und die Schwestern und Pfleger der Klinik. Die Case Managerin Frau Tscherwinski sitzt im Verwaltungstrakt der Klinik und plant den Verlauf der Therapie, immer in Absprache mit Anna. Das Case Management im Krankenhaus spielt eine bedeutende Rolle bei der Organisation der Versorgungsprozesse. So wird das reibungslose Zusammenwirken verschiedener Berufsgruppen mit ihren spezifischen Fachkompetenzen gesichert. Das Case Management arbeitet über alle Abteilungen des Klinikums hinweg und umfasst dabei die Einschätzung, Planung, Dokumentation, Koordination, Organisation und die Evaluation. Die individuellen Bedarfe eines jeden Patienten werden mit dem zuständigen Case Manager geplant. Die Case Managerin ist zuständig für das Monitoring, also die Überwachung der Vorgänge.[26] Frau Tscherwinski begleitet in diesem Fall also den Behandlungsverlauf der Patientin Anna Müller.

6. Verlauf, Entwicklung und Monitoring

Nach der ersten Woche kann im Rahmen des Monitorings das Resümee gezogen werden, dass Anna die Therapie gut annimmt. Sie leidet zwar unter Heimweh aber weiß, dass sie die Therapie jetzt durchziehen muss, wenn sie gesund werden will. Sie zeigt sich einsichtig, kooperativ und hat sich trotz ihrer eher schüchternen Art schnell in die Gruppe integriert. Die Gruppenatmosphäre ist laut Anna ungezwungen und angenehm. Zudem nimmt Anna zusätzlich zweimal die Woche an der Musiktherapie teil. Hier kann sie endlich

---

[26] Vgl. https://dvsg.org/fileadmin/_migrated/content_uploads/PositionspapierCaseManagementVPU-DVSG2010.pdf [Zugriff 05.06.2019]

wieder ihrem Hobby dem singen nachkommen. Dabei blüht Anna sichtlich auf. Anna musste bisher in keiner Nacht den Notfallknopf betätigen. Jedoch stellt das Essen ein Problem dar. Anna isst sehr langsam und schafft die vorgegebenen Mengen nicht. Die ersten Tage hat sie kaum einen Bissen runter bekommen und hat vom Gewicht her sogar abgenommen, statt zuzunehmen. Darum musste sie die hochkalorische Trinknahrung Fresubin zu sich nehmen. Es bereitete ihr große Schwierigkeiten, dass andere Personen anwesend sind, während sie isst. Anna gestand Psychotherapeutin Frau Dr. Gießeisen, sich in den ersten drei Tagen nach dem Mittagessen übergeben zu haben. Das Mittagessen fällt ihr immer besonders schwer. Danach fühle sie sich aufgebläht und der Bauch komme ihr viel zu dick vor. Darum organisiert Case Managerin Frau Tscherwinski, nach Rücksprache mit Psychotherapeutin Frau Dr. Gießeisen, dass Anna ab sofort nach dem Mittagessen für 45 Minuten eine Schwester beziehungsweise einen Pfleger als Begleitung zur Seite bekommt. Diese sind bei ihr und halten Anna so davon ab sich zu erbrechen. Am Sonntag waren Annas Eltern und ihr kleiner Bruder Ben zu Besuch. Die Familie hat einen langen Spaziergang gemacht und sich von Anna die Klinik zeigen lassen. Beim Abschied war Annas Mutter Eva sehr emotional und rührte so auch Anna zu Tränen. Anna tut es weh, ihre Mutter weinen zu sehen. Sie empfindet Schuldgefühle, weil sie die Krankheit nur so schwer loslassen kann.

Nach zwei Wochen gibt es von Anna die Rückmeldung, dass sie seither brechfrei ist. Nach anfänglichen Schwierigkeiten und einem auf und ab in der Gewichtskurve hat Anna nach zwei Wochen 1,2 Kilogramm zugenommen – ein voller Erfolg. Case Managerin Frau Tscherwinski bespricht mit Anna das bisherige Ergebnis anhand der Gewichtskurve. Anna gibt an, sich jetzt ausgeglichener zu fühlen und sich das Essen zu erlauben. Nichts zu essen, war eine große Anstrengung. Jetzt hat Anna das Gefühl sich fallen lassen zu dürfen – wissend, dass sie aufgefangen wird. Allerdings hat sie weiterhin große Angst an Masse zuzunehmen und damit nicht mehr aufhören zu können. Die Therapie versucht ihr die Angst zu nehmen. Anna fühlt sich inzwischen besser und kann sich mehr auf Dinge die ihr Spaß machen konzentrieren – beispielsweise dem singen in der jetzt fest eingeplanten Musiktherapie oder auf Spieleabende mit den anderen Mädchen aus der Klinik im Aufenthaltsraum. Anna scheint hier neue Freundinnen gefunden zu haben. Das Achtsamkeitstraining habe ihr große Freude bereitet, sie wird versuchen, die Übungen auch nach dem Klinikaufenthalt in ihren Alltag zu integrieren. Es wird allerdings bewusst, dass Anna sich selbst weiterhin als viel dicker wahrnimmt, als sie eigentlich ist. Im Rahmen eines Experiments in der Gruppenpsychotherapie sollten die Mädchen die Umrisse ihres Körpers auf eine große Leinwand zeichnen. Anna zeichnete ihre Umrisse hierbei viel größer und breiter auf, als sie tatsächlich sind. Sie war erstaunt, als sie bemerkte, dass sie viel kleiner und zierlicher ist, als vermutet. Am Wochenende, als Annas Familie wieder zu Besuch war – diesmal am Samstag – vereinbarte Case Managerin Frau Tscherwinski eine Therapiestunde mit den Eltern und Frau Dr. Gießeisen für kommende Woche Dienstag. Es hat sich herauskristallisiert, dass Anna die Essstörung nutzt um Versagensängste zu kompensieren. Der Leistungsdruck, dem sich das ehrgeizige Mädchen selbst aussetzt, gepaart mit den hohen Erwartungen der Eltern, ist zu viel für Anna. Um sich damit nicht auseinander setzten zu müssen, flüchtet Anna sich in ihre Essstörung. Sie flüchtet sich in ihre eigene kleine Welt und kann so die reale Welt mit all ihren Problemen ausblenden. Das soll im Rahmen einer Therapiestunde mit den Eltern besprochen werden. Diese haben sich für den Termin kommende Woche Dienstag beide extra von der Arbeit frei genommen.

Nach drei Wochen, am Montag dem 25.02.2019, kann bei Anna eine Zunahme von 2,3 Kilogramm registriert werden. Die Ernährungsberaterinnen Frau Pfeiffer und Frau Schmidt berichten, dass Anna sich nun weniger schwer tut beim richtigen portionieren. Selbst beim Gemüse versuchte sie anfangs so wenig wie möglich zu nutzen. Das hat sich mittlerweile stark gebessert. Nur der Verzehr von Käse, fettreicher Wurst und Butter ist weiterhin ein Problem. Zu sehr ekelt Anna sich davor. Dies zeigt, dass Anna auf einem guten Weg ist, aber die Krankheit noch Besitz von ihr hat. In den Gruppentherapiestunden zeigt sich Anna offen und kommunikativ. Die Therapiestunde mit ihren Eltern, im Beisein von Frau Dr. Gießeisen, hat Anna gut gefallen. Sie konnte ihren Eltern endlich ihre Ängste und Gefühle mitteilen und diese nahmen das ganze gut an. Anna blickt zuversichtlich in die kommenden Wochen.

Nach vier Wochen hat Anna inzwischen 3,1 Kilogramm zugenommen. Damit hat sie die bisherige Zielvereinbarung von 500 Gramm Zunahme pro Woche erfüllt. Ihr BMI liegt aktuell somit bei 16,2 – immer noch im Untergewicht. Die Entlassung aus der Psychosomatischen Fachklinik für Essstörungen Rosengarten steht für Freitag, den 15.03.2019 an. Dann sind sechs Wochen Regelaufenthalt vorbei. Also wird mit Anna besprochen, wie es nach der stationären Behandlung weitergehen soll. Eine weiterführende, ambulante Therapie ist zwingend notwendig. Case Managerin Frau Tscherwinski wird einen Therapieplatz bei einer Psychotherapeutin mit Spezialisierung auf Essstörungen in Annas Heimatstadt im Rahmen des Entlassungsmanagements organisieren. In den Einzeltherapiestunden hat Anna gemeinsam mir Frau Dr. Gießeisen individuelle Copingstrategien für stressige oder belastende Situationen entwickelt. Anna lernt so auf ihre eigenen Ressourcen zurückzugreifen, statt sich in die Essstörung und den Teufelskreis aus Kalorien zählen und exzessivem Sport zu flüchten.

Nach fünf Wochen steht der vorletzte Termin zwischen Patientin Anna und Case Managerin Frau Tscherwinski an. Das Gewicht ist weiter gestiegen. In der Therapie hat Anna große Fortschritte gemacht und gibt an sich gut zu fühlen. Anna leidet nicht mehr unter Suizidgedanken oder Fressanfällen. Sie erlaubt sich zu essen und genießt die Nahrungsaufnahme. Fettige Lebensmittel versucht sie weiterhin zu meiden und setzt eher auf eine fleischarme Ernährung, jedoch mit ausreichend großen Portionen. Anna hat gute Heilungschancen, wenn sie weiter am Ball bleibt.

Am Donnerstag, den 14.03.2019, ein Tag vor Annas Entlassung aus der Klinik findet ein abschließendes Gespräch zwischen Case Managerin Frau Tscherwinski und der Patientin statt. Anna hat während der stationären Therapie insgesamt 4,2 Kilogramm zugenommen und wird somit mit einem Gewicht von 43,2 Kilogramm entlassen. Somit befindet sie sich in einem moderaten Untergewicht, welches nicht mehr lebensbedrohlich für sie ist. Die Case Managerin hat für Anna einen ambulanten Therapieplatz organisiert. Die ambulante Therapie wird nahtlos nach der Entlassung aus dem stationären Setting aufgenommen. Der Name der auf Essstörungen spezialisierten Ärztin lautet Frau Dr. Löhring. Sie ist über Annas bisherigen Behandlungsverlauf informiert und erwartet Anna bereits kommende Woche in ihrer Praxis. Anna hat eine Reihe guter Copingstrategien und Tipps für den Umgang mit schwierigen Situationen an die Hand bekommen. Auch die Übungen aus dem Achtsamkeitstraining möchte sie beibehalten. Das junge Mädchen freut sich sehr darauf, wieder nach Hause zu dürfen. Sie freut sich besonders auf ihre Schulfreundinnen, welche ihr versicherten, mit ihr den versäumten Unterricht aus der Schule nachzuholen. Dies wird nochmal eine besondere Herausforderung für Anna darstellen, die es zu meistern gilt, ohne in alte Muster zu verfallen. Annas Lehrer sind jedoch über Annas Behandlung im Wissen und werden Anna unterstützen, so gut es geht. Zuallerletzt darf Anna die Klinik und ihre Behandlung evaluieren. Hierfür bekommt sie einen vorgefertigten Bewertungsbogen, den sie selbstverständlich anonym ausfüllen darf. Anna wird in einem körperlich und mental gestärkten Zustand am 15.03.2019 nach Hause entlassen.

7. Fallabschluss und Evaluation

Abschließend lässt sich sagen, dass eine Essstörung viele verschiedene Ursachen haben kann. Diese unterscheiden sich je nach Individuum. Auch Anna Müllers Fall ist individuell zu betrachten. Essen gilt als etwas Selbstverständliches und ist ein Ritual innerhalb von Familien und sozialen Gemeinschaften. An dieser Stelle lassen sich somit auch alle Probleme anhängen. Die Konsequenzen einer Magersucht sind sowohl schwerer körperlicher als auch seelischer Natur. In Annas Fall führte das sogar bis zu suizidalen Gedanken. Um aus diesem Teufelskreis auszubrechen, braucht es die Geduld aller Beteiligten und ein gewisses Maß an Selbstmotivation. Dies hat Anna während ihrer stationären Therapie erfolgreich bewiesen. Annas Eltern und auch ihr kleiner Bruder Ben kommen am Entlassungstag um sie abzuholen. Anna strahlt positive Energie aus und ist zuversichtlich, was die Zukunft betrifft. Der Aufenthalt in der Psychosomatischen Fachklinik für Essstörungen Rosengarten habe ihr geholfen zu erkennen, dass auch ein Leben ohne hungern möglich ist, wenn sie nur will. Sie selbst ist ihres Glückes Schmied. Ihr ist bewusst, dass es auch noch Tage geben wird, die womöglich Rückschläge mit sich bringen, aber sie ist bereit zu kämpfen. Der Heilungsweg einer Anorexia Nervosa ist ein langwieriger Prozess und wird noch viel Zeit und Kraft in Anspruch nehmen. Die ambulante Therapie bei Frau Dr. Löhring wird sie ab sofort weitergehend unterstützen. Anna möchte mit ihren neu gewonnen Freundinnen aus der Klinik in Kontakt bleiben. Hier hat sie Mädchen gefunden, die ihr Schicksal teilen und darum viel Verständnis aufbringen können. Anna ist rückblickend sehr zufrieden mit dem Setting und dem Personal der Klinik. Das wöchentliche Programm empfand sie als gut strukturiert. Sie würde die Klinik weiterempfehlen. Endlich strahlen Annas Augen.

Literaturverzeichnis

Bücher

Herpertz, Stephan, De Zwaan, Martina, Zipfel, Stephan (Magersucht, 2008): Handbuch Essstörungen und Adipositas, AUFLAGE, Berlin/Heidelberg: Springer, 2008

Urban, A. (BMI, 2011): Psychotherapie für Dummies, 1. Auflage, Weinheim: WILEY-VCH Verlag GmbH & Co. KGaA, 2011

Gerlinghoff, M./Backmund, H. (Diagnosekriterien, 2006): Ess-Störungen – Fachwissen, Krankheitserleben, Ess-Programme, Weinheim/Basel: Beltz Verlag, 2006

Internetquellen

BZGA Essstörungen (Magersucht, 2019): Magersucht, https://www.bzga-essstoerungen.de/was-sind-essstoerungen/arten/magersucht/?L=0 [Zugriff 19.05.2019]

Frauenärzte im Netz (Ausbleiben der Regelblutung bei Magersucht, 2011): Magersucht: Ausbleiben der Regelblutung kann dauerhaft verbleiben, https://www.frauenaerzte-im-netz.de/aktuelles/meldung/magersucht-ausbleiben-der-regelblutung-kann-dauerhaft-verbleiben/ [Zugriff 21.05.2019]

Braineffect (Low-Carb-Diät, 2019): Die Low Carb Diät, https://www.brain-effect.com/magazin/low-carb-diaet [Zugriff 05.06.2019]

ANAD (Bulimie, 2019): Bulimie (Bulimia Nervosa), https://www.anad.de/essstoerungen/bulimie-bulimia-nervosa/?gclid=EAIaIQobChMI4b6Y7ZTG4QIVhxbTCh3B-wnTEAAYASAAEgLfX_D_BwE [Zugriff 21.05.2019]

Dejure.org (§108 SGB V, 2007): §108 Zugelassene Krankenhäuser, https://dejure.org/gesetze/SGB_V/108.html [Zugriff 19.05.2019]

GKV Spitzenverband (PEPP, 2019): Psych-Entgeltsystem, https://www.gkv-spitzenverband.de/krankenversicherung/krankenhaeuser/psychiatrie/pepp_entgeltsystem_2019/pepp_2019.jsp [Zugriff 19.05.2019]

Psychische Gesundheit (Suizidalität, 2019): Suizidalität, https://www.psychenet.de/de/psychische-gesundheit/themen/suizidalitaet.html [Zugriff 03.06.2019]

DGBS (Bewältigungsstrategien, 2017): Bewältigungsstrategien, https://dgbs.de/fileadmin/user_upload/PDFs/Jahrestagung_2017/Abstracts_2017/A_Kahlert_Stress_Bewaeltigungstrategien.pdf [Zugriff 03.06.2019]

DFME (Achtsamkeitstraining, 2019): Was ist Achtsamkeit?, https://dfme-achtsamkeit.de/was-ist-achtsamkeit-wirkung/ [Zugriff 05.06.2019]

Fresubin (Fresubin, 2019): Fresubin, https://www.fresenius-kabi.com/de/ernaehrung/fresubin-3-2-kcal-drink [Zugriff 06.06.2019]

VPU, DVSG (Case Management, 2019): Case Management im Krankenhaus, https://dvsg.org/fileadmin/_migrated/content_uploads/PositionspapierCaseManagementV PU-DVSG2010.pdf [Zugriff 05.06.2019]

Techniker Krankenkasse (Magersucht, 2019): Was ist Magersucht?, https://www.tk.de/techniker/gesundheit-und-medizin/behandlungen-und-medizin/psychische-erkrankungen/was-ist-magersucht-2016426 [Zugriff 06.06.2019]

Deutsche Adipositas Gesellschaft (BMI, 2019): Definition BMI, https://www.adipositas-gesellschaft.de/index.php?id=39 [Zugriff 06.06.2019]

Substanzmagazin (Magersucht, 2019): Das gestörte Bild, https://www.substanzmagazin.de/magersucht-hirnforscher-entwickeln-neue-therapie/ [Zugriff 06.06.2019]

Schön Klinik (Magersucht, 2019): Magersucht, http://www.schoen-kliniken.de/ptp/medizin/psyche/essstoerung/magersucht/therapie/ [Zugriff 07.06.2019]

ICD-Code (F50.0/F50.2, 2019): Essstörungen, http://www.icd-code.de/icd/code/F50.0.html [Zugriff 07.06.2019]

ICD-Code (F32.2, 2019): Depressive Episode, http://www.icd-code.de/suche/icd/code/F32.-.html?sp=Sf32.2 [Zugriff 07.06.2019]

ICD-Code (R45.8, 2019): Symptome, die die Stimmung betreffen, http://www.icd-code.de/suche/icd/code/R45.-.html?sp=Sr45.8 [Zugriff 07.06.2019]